MÁS ALLÁ DEL AZÚCAR EN SANGRE:

COMPRENDER Y CONTROLAR SU AFECCIÓN

Jameson Black

Reservados todos los derechos. Ninguna parte de esta publicación puede reproducirse, distribuirse o transmitirse de ninguna forma ni por ningún medio, incluidas fotocopias, grabaciones u otros métodos electrónicos o mecánicos, sin el permiso previo por escrito del editor, excepto en el caso de citas breves incorporadas en textos críticos. reseñas y otros usos no comerciales permitidos por la ley de derechos de autor.

Copyright © por Jameson Black 2024

Tabla de contenido

Introducción 9
   Una breve descripción general 9
   El impacto de la diabetes en su vida 11
   El objetivo de este libro 13
Entendiendo la diabetes 15
   Diabetes tipo 1 15
      El proceso autoinmune 15
   Síntomas y diagnóstico 16
      El papel de la insulina 18
   Diabetes tipo 2 19
      Resistencia a la insulina 19
   Factores de estilo de vida 20
      Prediabetes y su importancia 22
Vida diaria con diabetes 27
   Monitoreo de glucosa en sangre 27
      Comprender los niveles de glucosa en sangre 27
      Elegir el monitor adecuado 28
      Estrategias efectivas de monitoreo de glucosa en sangre 30
   Terapia con insulina 33
      Tipos de insulina 33
      Métodos de administración de insulina 34
      Ajustar las dosis de insulina 37
   Medicamentos orales: cuándo y cómo se usan 38

Tecnología para la diabetes 40
- Bombas de insulina..40
- Monitores continuos de glucosa (MCG)....................43
- Otras tecnologías emergentes 44

Nutrición y Diabetes 47
El papel de la dieta en el control de la diabetes 47
- Crear un plan de alimentación personalizado...........47
- Conteo de carbohidratos 49
- Consejos y recetas para una alimentación saludable .51

Comer fuera con diabetes 54

Mitos y conceptos erróneos comunes sobre la diabetes sobre los alimentos 57

Ejercicio y diabetes...59
Los beneficios del ejercicio para las personas con diabetes 59
- Crear un plan de ejercicios 59
- Pautas de ejercicio seguro.......................................61
- Superar los desafíos del ejercicio 63

Manejo de las complicaciones de la diabetes 67
Prevención y manejo de la retinopatía diabética 67

Cómo proteger su corazón y sus vasos sanguíneos 69

Enfermedad renal y diabetes..71

Daño a los nervios (neuropatía).....................................73

Cuidado de los pies para personas con diabetes 75

Salud mental y diabetes 77
El impacto emocional de la diabetes 77

- Lidiar con el estrés, la ansiedad y la depresión 77
- Construyendo resiliencia 79
- Buscando apoyo 81
- Diabetes y relaciones 83
- Imagen corporal y diabetes 85

Sistemas y recursos de apoyo 87
- Construyendo una red de apoyo sólida 87
  - Familia y amigos 87
  - Grupos de apoyo para la diabetes 89
  - Comunidades en línea 91
- Su equipo de diabetes 93
- Asistencia financiera y recursos 95
- Promoción y concientización 97

Conclusión 99

Funciones adicionales 103
- Una semana de plan de alimentación apto para diabéticos 103
- Programa de ejercicio semanal: rutinas personalizadas 106
- Recursos en línea 109

Introducción

Una breve descripción general

minvision despertar a una realidad que está completamente transformada de lo que una vez conociste. Una realidad en la que el cuerpo, que antes era un aliado fiable, se ha convertido en un oponente enigmático y, a menudo, impredecible. Esta es la experiencia de millones de personas que viven con diabetes.

La diabetes es una enfermedad crónica caracterizada por un mal funcionamiento en la capacidad del cuerpo para controlar los niveles de azúcar en sangre. Se parece al motor de un coche que no recibe el combustible adecuado, lo que provoca chisporroteos y averías. Sin embargo, en lugar de simplemente impactar su vehículo, pone en peligro toda su salud.

A menudo denominada el "asesino silencioso", la diabetes puede progresar desapercibida en sus primeras etapas. Los síntomas pueden ser sutiles o estar completamente ausentes, lo que complica la detección temprana. Cuando se da cuenta de que algo anda mal, es posible que la afección haya avanzado significativamente.

Esto subraya la importancia de comprender la diabetes. El conocimiento es la herramienta más eficaz para controlar esta afección. Implica adaptarse a una nueva realidad, reconocer las señales de su cuerpo y tomar decisiones informadas con respecto a su salud.

Vivir con diabetes se parece a un paseo por la cuerda floja. Debe equilibrar continuamente su nutrición, ejercicio y medicación para mantener sus niveles de azúcar en sangre dentro de un rango saludable. Es un proceso lleno de matices que requiere tiempo y dedicación para perfeccionarse.

Sin embargo, es fundamental recordar que no estás solo en este viaje. Millones de personas en todo el mundo comparten esta experiencia contigo. Una amplia red de apoyo, información y recursos está disponible para ayudarle a prosperar.

En los próximos capítulos, exploraremos las complejidades de la diabetes con mayor detalle, brindándole el conocimiento y las herramientas necesarias para hacerse cargo de su salud. Examinaremos los distintos tipos de diabetes, los desafíos que puede encontrar y, lo más importante, las estrategias para superarlos.

El impacto de la diabetes en su vida

La diabetes trasciende ser meramente un problema médico; representa un viaje transformador. Su influencia impregna todas las facetas de la vida, impactando la salud física, la estabilidad emocional y las relaciones interpersonales. Vivir con diabetes es como navegar por un complejo laberinto, donde cada giro introduce una nueva serie de obstáculos.

Impacto físico

El efecto más evidente de la diabetes es sobre la salud física. El esfuerzo incesante por mantener los niveles de azúcar en sangre bajo control puede resultar agotador. Pueden surgir síntomas como fatiga, visión borrosa, micción frecuente y fluctuaciones inesperadas de peso. Si no se controla adecuadamente, la diabetes puede provocar complicaciones graves, como enfermedades cardiovasculares, disfunción renal, daño a los nervios y problemas de visión.

Desafíos emocionales

El costo emocional de vivir con diabetes puede ser significativo. Los sentimientos de abrumador, frustración o enojo son comunes. La necesidad continua de seguimiento, inyecciones de insulina o medicación puede afectar negativamente a la salud mental. Los cambios de humor, la ansiedad y la depresión son respuestas normales, y pueden ocurrir sentimientos de aislamiento o pérdida de momentos de la vida.

Implicaciones sociales

La diabetes también puede plantear desafíos en entornos sociales. La necesidad de planificar comidas, controlar el nivel de azúcar en sangre y manejar circunstancias imprevistas puede obstaculizar las interacciones sociales. Pueden surgir preocupaciones sobre cómo su condición puede afectar a otros o vergüenza por su diabetes. Es fundamental descubrir estrategias para controlar la diabetes sin dejar de participar en eventos sociales.

Implicaciones financieras

El aspecto financiero del control de la diabetes puede resultar oneroso. Los gastos asociados con la insulina, los monitores de glucosa en sangre y otros suministros necesarios pueden acumularse rápidamente. Además, los costos de las citas médicas, las recetas y las necesidades dietéticas especializadas pueden aumentar la tensión financiera. Esta presión económica puede complicar aún más la experiencia de vivir con diabetes.

El objetivo de este libro

No estás solo en este viaje. En todo el mundo, millones de personas enfrentan los desafíos de la diabetes al igual que usted. Este libro es su compañero personal y le ofrece orientación y apoyo a medida que recorre este camino. Nuestra misión es capacitarlo para que se haga cargo de su diabetes, mejore su calidad de vida y aproveche cada momento plenamente.

Reconocemos que controlar la diabetes puede resultar desalentador. Con una avalancha de información, términos médicos y mensajes contradictorios, puede parecer que siempre estás en modo de crisis. Pero no tiene por qué ser así.

Este libro está diseñado para simplificar las cosas y ofrecer conocimientos sencillos, prácticos y procesables. Nuestro objetivo es brindarle el conocimiento y los recursos necesarios para tomar decisiones de salud informadas. Al comprender mejor su cuerpo, su afección y las opciones de tratamiento disponibles, podrá participar activamente en el control de su diabetes.

Tenga en cuenta que este libro no se centra únicamente en el control de la diabetes; se trata de prosperar junto a él. Lo guiaremos en la creación de estrategias para estabilizar su nivel de azúcar en sangre, adoptar un estilo de vida saludable y cultivar una sólida red de apoyo. Aprenderá a afrontar obstáculos, celebrar sus logros y encontrar la felicidad cada día.

Entendiendo la diabetes

Diabetes tipo 1

El proceso autoinmune

Imagine su sistema inmunológico como un guardia de seguridad vigilante encargado de defenderlo contra invasores dañinos como bacterias y virus. Sin embargo, hay ocasiones en las que esta guardia se desorienta y apunta por error a tus propias células. Este escenario es lo que ocurre en la diabetes tipo 1.

El páncreas desempeña un papel crucial en el cuerpo al generar insulina, una hormona vital para controlar los niveles de azúcar en sangre. En el caso de la diabetes tipo 1, su sistema inmunológico ataca y elimina por error las células productoras de insulina dentro del páncreas. Es similar al guardia de seguridad de su cuerpo que ataca la central eléctrica que alimenta todo su sistema.

Como resultado de esta respuesta autoinmune, su cuerpo pierde su capacidad de producir insulina. La insulina funciona como una llave que abre las células para permitir que la glucosa (azúcar) ingrese para obtener energía. Sin esta clave, la glucosa se acumula en el torrente sanguíneo, lo que provoca niveles elevados de azúcar en sangre.

Síntomas y diagnóstico
Imagine su cuerpo como una sinfonía perfectamente orquestada, con la insulina como maestra. Sin el maestro, la armonía se desintegra. Esta es la realidad para quienes viven con diabetes tipo 1.

Los signos de diabetes tipo 1 pueden aparecer repentinamente y resultar bastante angustiantes. Puede experimentar sed intensa, viajes frecuentes al baño, hambre insaciable, pérdida de peso inexplicable, fatiga y visión borrosa. Es como si su cuerpo estuviera pidiendo ayuda, pero el mensaje sigue sin estar claro.

Lamentablemente, estos síntomas pueden parecerse a los de otras afecciones, lo que complica el proceso de diagnóstico. Por lo tanto, es fundamental consultar a un profesional de la salud si nota alguno de estos indicadores.

Un análisis de sangre es fundamental para diagnosticar la diabetes tipo 1. Esta prueba evalúa sus niveles de azúcar en sangre y verifica si su cuerpo está produciendo insulina. Además, una prueba de péptido C puede proporcionar información sobre la producción de insulina del páncreas.

Recibir un diagnóstico de diabetes tipo 1 puede parecer un shock repentino. Sin embargo, recuerde que comprender su condición le fortalece.

El papel de la insulina

La insulina actúa como la campeona de su cuerpo, la protectora que a menudo se pasa por alto y que regula los niveles de azúcar en la sangre. Funciona como una pequeña llave que abre las puertas de las células, permitiendo que la glucosa (azúcar) entre y alimente sus necesidades energéticas.

Imagina tu cuerpo como un vehículo. La glucosa sirve como combustible, mientras que la insulina es el interruptor de encendido. Sin insulina, el motor (tus células) no puede funcionar, lo que hace que el combustible (glucosa) se acumule en el tanque (tu torrente sanguíneo). Esto da como resultado niveles elevados de azúcar en sangre, lo que puede desencadenar una serie de problemas de salud.

En el caso de la diabetes tipo 1, el campeón de su cuerpo está ausente. Para compensar esta hormona esencial, es necesaria la terapia con insulina. Esto se puede hacer inyectando insulina o utilizando una bomba de insulina.

Es similar a dominar el arte de conducir un automóvil manual. Con dedicación y comprensión, podrá gestionar de forma experta sus necesidades de insulina y mantener niveles estables de azúcar en sangre.

Diabetes tipo 2

Resistencia a la insulina

Visualice las células de su cuerpo como hogares individuales. La insulina actúa como la llave que permite que la glucosa (azúcar) ingrese y alimente sus necesidades energéticas. En el caso de la diabetes tipo 2, estas vías de entrada se vuelven cada vez más resistentes y las claves (insulina) pierden su eficacia. Este fenómeno se conoce como resistencia a la insulina.

Piense en ello como intentar abrir una puerta con una llave que ha tenido días mejores. Es posible que tengas que girarlo varias veces o aplicar presión adicional para acceder. De manera similar, su páncreas debe aumentar su producción de insulina para combatir esta resistencia.

La resistencia a la insulina se asocia frecuentemente con elecciones de estilo de vida, como el sobrepeso o la obesidad, llevar una vida sedentaria y consumir una dieta poco saludable. Es similar a ignorar el mantenimiento de su hogar; con el tiempo, se vuelve más difícil de manejar.

Si bien la resistencia a la insulina desempeña un papel importante en la diabetes tipo 2, es fundamental reconocer que no es el único factor que contribuye. Otros elementos, incluidas las predisposiciones genéticas, también influyen en la enfermedad.

Factores de estilo de vida

Tu estilo de vida se parece a un jardín; las semillas que plantes y cuides darán forma a lo que florecerá. En el contexto de la diabetes tipo 2, las decisiones que toma en su vida diaria son vitales.

Dieta: Piensa en tu cuerpo como un vehículo. La calidad del combustible que elijas impacta directamente en su rendimiento. Consumir una dieta rica en bebidas azucaradas, productos procesados y grasas no saludables es similar a utilizar combustible de mala calidad para su automóvil. Con el tiempo, esto puede provocar resistencia a la insulina y aumento de peso, lo que aumenta el riesgo de diabetes tipo 2.

Actividad física: El ejercicio funciona como el aceite de su motor, asegurando que todo funcione de manera eficiente. La falta de actividad física es comparable a ignorar los cambios de aceite de su vehículo. Esto puede hacer que su cuerpo se vuelva menos eficaz en la utilización de la insulina, lo que resulta en resistencia a la insulina. Hacer ejercicio con regularidad permite que su cuerpo utilice la insulina adecuadamente y ayuda a mantener un peso saludable.

Peso: Tener exceso de peso genera estrés adicional en los sistemas del cuerpo, muy parecido a sobrecargar el motor de un automóvil. Esto hace que sea más difícil para la insulina desempeñar su función. Incluso una pérdida de peso modesta puede mejorar en gran medida la respuesta insulínica de su cuerpo.

Prediabetes y su importancia

Visualice sus niveles de azúcar en sangre como un balancín que debe mantenerse nivelado. La prediabetes ocurre cuando un lado del balancín comienza a elevarse, lo que indica que sus niveles de azúcar en sangre están elevados pero aún no están en un nivel que califique para un diagnóstico de diabetes tipo 2.

Considere la prediabetes como una luz amarilla de advertencia. Presenta una oportunidad de intervenir y evitar que el balancín se vuelque. Al adoptar hábitos alimentarios más saludables, realizar actividad física con regularidad y perder peso, con frecuencia puede revertir la prediabetes y disminuir el riesgo de progresar a diabetes tipo 2.

Ignorar la prediabetes es como ignorar una luz amarilla. Esta negligencia aumenta su riesgo de desarrollar diabetes tipo 2, enfermedades cardiovasculares, accidentes cerebrovasculares y otros problemas de salud importantes. Por lo tanto, es fundamental someterse a pruebas de prediabetes y tomar medidas proactivas para controlarla.

Causas y síntomas

La diabetes tipo 2 es una afección multifacética formada por varios factores contribuyentes. Si bien hemos examinado la resistencia a la insulina y las opciones de estilo de vida, hay aspectos adicionales que merecen atención.

Genética: Un historial familiar de diabetes afecta significativamente su riesgo. Si parientes cercanos, como padres o hermanos, tienen diabetes tipo 2, la probabilidad de desarrollar la afección aumenta, lo que indica una predisposición genética.

Edad: La probabilidad de desarrollar diabetes tipo 2 aumenta a medida que uno envejece. Con el paso de los años, la eficiencia del cuerpo en la utilización de la insulina a menudo disminuye.

Síntomas:

A diferencia de la diabetes tipo 1, la diabetes tipo 2 generalmente progresa lentamente y los primeros síntomas pueden ser leves o incluso inexistentes, lo que complica la detección temprana.

Los síntomas comunes incluyen:
- aumento de la sed
- Micción frecuente
- Hambre aumentada
- Fatiga

- Visión borrosa
- Heridas de lenta curación
- Infecciones recurrentes
- Sensaciones de entumecimiento u hormigueo en las extremidades.

Es esencial reconocer que estos síntomas también pueden indicar otros problemas médicos. Si encuentra alguno de estos signos, es vital buscar el consejo de un profesional de la salud para obtener un diagnóstico preciso.

Diagnóstico

El diagnóstico de diabetes tipo 2 se basa en varios elementos, incluido su historial médico, los síntomas de presentación y análisis de sangre específicos.

Análisis de sangre:

Prueba A1C: esta evaluación evalúa sus niveles promedio de glucosa en sangre durante los 2 o 3 meses anteriores. Un resultado de A1C de 6,5% o más en dos pruebas distintas sugiere la presencia de diabetes.

Prueba de azúcar en sangre en ayunas: esta prueba determina su nivel de glucosa en sangre después de abstenerse de alimentos y bebidas (que no sean agua) durante un mínimo de 8 horas. Un nivel de azúcar en sangre en ayunas de 126 mg/dL o más en dos ocasiones indica diabetes.

Prueba de tolerancia oral a la glucosa (OGTT): este procedimiento mide su nivel de azúcar en sangre antes y dos horas después del consumo de una bebida azucarada. Un nivel de azúcar en sangre de 200 mg/dL o más dos horas después del consumo indica diabetes.

Si presenta síntomas de diabetes o se le considera de alto riesgo, su proveedor de atención médica puede sugerirle más pruebas para evaluar su salud general e identificar posibles complicaciones.

Vida diaria con diabetes
Monitoreo de glucosa en sangre

Comprender los niveles de glucosa en sangre

Imagínese su nivel de azúcar en sangre como una montaña rusa, que fluctúa constantemente a lo largo del día. Su objetivo es mantener un rumbo constante y fluido. Aquí es donde la monitorización de la glucosa en sangre juega un papel crucial.

¿Qué es la glucosa en sangre?

La glucosa en sangre, comúnmente conocida como azúcar en sangre, sirve como la principal fuente de energía para las células del cuerpo. Se origina en los alimentos que consumes y tu cuerpo lo gestiona a través de la insulina. Cuando sus niveles de azúcar en sangre se mantienen dentro de un rango saludable, se siente mejor.

Captando las fluctuaciones:

Nivel alto de azúcar en la sangre (hiperglucemia): esto ocurre cuando los niveles de azúcar en la sangre aumentan demasiado. Los síntomas pueden incluir fatiga, sed excesiva y visión borrosa. Un nivel alto de azúcar en sangre prolongado puede provocar daños en los vasos sanguíneos, nervios y órganos.

Nivel bajo de azúcar en la sangre (hipoglucemia): esto sucede cuando los niveles de azúcar en la sangre bajan demasiado. Puede experimentar temblores, sudoración, mareos o confusión. En casos graves, un nivel bajo de azúcar en sangre puede provocar la pérdida del conocimiento.

La importancia de conocer sus números:

Ser consciente de sus niveles de azúcar en sangre es similar a controlar el indicador de combustible de su automóvil. Le permite tomar decisiones informadas con respecto a su dieta, ejercicio y medicación. Al realizar un seguimiento de su nivel de azúcar en sangre, puede reconocer patrones y modificar su estrategia de control según sea necesario.

Elegir el monitor adecuado

Seleccionar el monitor de glucosa en sangre ideal es similar a encontrar el par de zapatos adecuado; debe alinearse con su estilo de vida y brindarle comodidad. Existen numerosas opciones, cada una con distintas ventajas y desventajas.

Medidores de glucosa en sangre tradicionales

Estos son los dispositivos estándar que requieren una pequeña muestra de sangre obtenida mediante un pinchazo en el dedo. Son confiables y rentables, pero pueden resultar engorrosos, especialmente para quienes necesitan realizar pruebas con frecuencia.

Monitores continuos de glucosa (MCG)

Los MCG actúan como su compañero personal de azúcar en sangre. Realizan un seguimiento continuo de sus niveles de azúcar en sangre y transmiten la información a su teléfono inteligente o a un dispositivo especializado. Esto ofrece información en tiempo real sobre sus patrones de azúcar en sangre, lo que ayuda a un control eficaz de la diabetes. Aunque tienden a ser más caras, muchos usuarios las encuentran transformadoras.

Monitores flash de glucosa

Estos dispositivos sirven como una combinación de medidores tradicionales y CGM. No requieren calibración constante pero ofrecen lecturas menos frecuentes en comparación con los MCG. Son adecuados para quienes prefieren controlar su nivel de azúcar en sangre con menos frecuencia y al mismo tiempo mantener cierto nivel de control continuo.

Factores a considerar:

- Costo: Evalúe el precio del dispositivo, las tiras reactivas y cualquier gasto adicional.
- Precisión: busque un monitor conocido por su confiabilidad y precisión.
- Facilidad de uso: El dispositivo debe ser fácil de usar y de mantener.
- Características: Algunos monitores vienen con funcionalidades adicionales como alertas de niveles altos o bajos de azúcar en sangre, seguimiento de datos y compatibilidad con otros dispositivos.

Al final, el monitor más adecuado para ti dependerá de tus necesidades y preferencias específicas. Es recomendable consultar con su proveedor de atención médica para identificar la mejor opción para su situación.

Estrategias efectivas de monitoreo de glucosa en sangre

Dominar el control de la glucosa en sangre es similar a adquirir un nuevo idioma. Requiere dedicación y tiempo, pero una vez que se comprenden los patrones subyacentes, se vuelve mucho más simple.

El tiempo es clave

Comprender los momentos óptimos para controlar el nivel de azúcar en sangre es esencial. Aquí hay algunos momentos importantes a considerar:

- Antes de las comidas: esto le permite medir su valor inicial y hacer los ajustes necesarios a su insulina o medicación.
- Dos horas después de las comidas: esto proporciona información valiosa sobre cómo reacciona su cuerpo a diversos alimentos y tamaños de porciones.
- Antes de acostarse: controlar el nivel de azúcar en sangre antes de dormir es vital para evitar niveles bajos nocturnos.
- Durante la noche: si a menudo experimenta niveles bajos de azúcar en la sangre durante la noche, puede ser necesario controlar sus niveles a mitad de la noche.

Monitoreando sus niveles

Mantener un registro de azúcar en sangre es similar a llevar un diario personal. Le permite detectar patrones y tendencias. Preste atención a las relaciones entre sus lecturas de azúcar en sangre, su dieta, hábitos de ejercicio y niveles de estrés.

Adopte la tecnología como una herramienta útil. Numerosos monitores de glucosa en sangre pueden conectarse con aplicaciones de teléfonos inteligentes o sistemas en línea, simplificando el proceso de seguimiento de sus datos y compartiéndolos con su proveedor de atención médica.

Establecer objetivos de azúcar en sangre

Colabore con su proveedor de atención médica para definir objetivos realistas de azúcar en sangre. Estos objetivos diferirán según su situación particular, pero deben ser alcanzables y estar destinados a prevenir complicaciones.

Terapia con insulina

Tipos de insulina

La insulina funciona como una llave que abre la puerta de tus células, facilitando la entrada de glucosa. En los casos de diabetes tipo 1 o de producción insuficiente de insulina en la diabetes tipo 2, se hace necesaria la suplementación. Existen varios tipos de insulina, cada uno con propiedades distintas.

Explorando los distintos tipos de insulina

Insulina de acción rápida: este tipo de insulina actúa rápidamente, comienza a actuar en 15 minutos y alcanza su efecto máximo en aproximadamente una hora. Por lo general, se utiliza para controlar el aumento del azúcar en sangre después de las comidas, similar a un rápido aumento de energía que ayuda al cuerpo a procesar los alimentos.

Insulina de acción corta: si bien es similar a la insulina de acción rápida, este tipo tarda un poco más en surtir efecto (de 30 minutos a una hora) y alcanza su punto máximo en aproximadamente 2 a 3 horas.

Insulina de acción intermedia: este tipo de insulina tiene un inicio más lento y un efecto prolongado. A menudo se combina con insulina de acción rápida o corta para mantener un nivel de azúcar en sangre más estable.

Insulina de acción prolongada: este tipo actúa gradualmente y proporciona un nivel constante de insulina durante un período prolongado (hasta 24 horas). Se utiliza con frecuencia como insulina basal para satisfacer las necesidades continuas de insulina del cuerpo.

Encontrar la combinación ideal de tipos de insulina es como armar un rompecabezas. Se requiere una estrecha colaboración con su proveedor de atención médica para identificar la estrategia más eficaz para controlar el nivel de azúcar en sangre.

Métodos de administración de insulina

Administrar insulina a su cuerpo es similar a repostar combustible a un vehículo. Es fundamental utilizar la técnica adecuada para mantener un suministro constante de energía.

Administración tradicional de insulina: inyecciones

El método más frecuente para administrar insulina es mediante inyecciones, que se pueden clasificar en dos tipos principales:

- **Viales y jeringas:** esta técnica consiste en extraer insulina de un vial con una jeringa e inyectarla debajo de la piel. Si bien es un método bien conocido, puede resultar engorroso y en ocasiones incómodo.

- **Plumas de insulina:** estos dispositivos precargados son más fáciles de usar y menos intimidantes que las jeringas tradicionales. Garantizan una dosis más precisa y, a menudo, son los preferidos por muchas personas que controlan la diabetes.

Bombas de insulina: la solución innovadora

Las bombas de insulina funcionan como un asistente personal para sus necesidades de insulina. Se coloca una bomba compacta en el cuerpo que proporciona un suministro continuo de insulina que simula la función natural del páncreas. Este método permite una mayor flexibilidad en la dosificación y puede conducir a un mejor control del azúcar en sangre.

- **Insulina basal:** Esta es la insulina continua que su cuerpo necesita.
- **Insulina en bolo:** esta es la insulina necesaria para controlar las comidas y abordar los niveles elevados de azúcar en sangre.

Entrega de insulina

Seleccionar el método de administración de insulina apropiado es una elección personal. Las consideraciones incluyen su estilo de vida, preferencias individuales y objetivos para el control del azúcar en sangre. Es vital consultar con su proveedor de atención médica para determinar la opción más adecuada para usted.

Ajustar las dosis de insulina

Manejar la diabetes se parece a operar un vehículo; debes modificar tu velocidad (dosis de insulina) según las condiciones de conducción (niveles de azúcar en sangre). Es un equilibrio delicado que exige práctica y paciencia.

La habilidad del ajuste de precisión

Modificar la dosis de insulina es vital para mantener estables los niveles de azúcar en sangre. Este proceso es una asociación entre usted y su profesional de la salud.

Seguimiento de carbohidratos: ser consciente de su ingesta de carbohidratos le permite determinar la cantidad adecuada de insulina necesaria para su comida. Es similar a comprobar el indicador de combustible antes de salir a la carretera.

Dosis de corrección: si su nivel de azúcar en la sangre aumenta, es posible que necesite administrar una dosis adicional de insulina para reducirlo. Esto es similar a agregar más combustible para satisfacer un aumento inesperado de la demanda.

Modificaciones de la insulina basal: si sus lecturas de azúcar en sangre son persistentemente altas o bajas, es posible que su proveedor de atención médica deba ajustar su insulina basal. Esto es comparable a ajustar la velocidad de ralentí de un automóvil para lograr una conducción suave.

Elementos que influyen en los requisitos de insulina

Varios factores pueden afectar la cantidad de insulina que necesita:

Actividad física: el ejercicio puede disminuir el nivel de azúcar en sangre, lo que requiere ajustes en la dosis de insulina.

Enfermedad: sus necesidades de insulina pueden cambiar cuando no se encuentra bien.

Estrés: las hormonas del estrés pueden afectar los niveles de azúcar en sangre, lo que lleva a ajustes necesarios de insulina.

Fluctuaciones hormonales: las mujeres con diabetes pueden ver variaciones en los niveles de azúcar en sangre debido a cambios hormonales durante su ciclo menstrual o embarazo.

Colaborando con su proveedor de atención médica

Las consultas constantes con su proveedor de atención médica son esenciales para controlar eficazmente sus dosis de insulina. Pueden ayudarlo a reconocer sus tendencias de azúcar en sangre y realizar los ajustes necesarios.

Medicamentos orales: cuándo y cómo se usan

La insulina actúa como la llave que abre las células, mientras que los medicamentos orales sirven como ayudas de apoyo que mejoran la eficacia de esa llave. Aunque se recetan principalmente para la diabetes tipo 2, en determinadas circunstancias también pueden integrarse en los planes de tratamiento para la diabetes tipo 1.

Comprender sus mecanismos

Los medicamentos orales funcionan de varias maneras para optimizar el uso de insulina por parte del cuerpo. Algunos estimulan el páncreas para aumentar la producción de insulina, mientras que otros mejoran la sensibilidad del cuerpo a la insulina. Piense en ello como agregar un potenciador del rendimiento al motor de su vehículo para una conducción más suave.

¿Cuándo se recetan?

Los medicamentos orales suelen servir como opción de tratamiento inicial para la diabetes tipo 2. También se pueden combinar con insulina para lograr un mejor control del azúcar en sangre.

- **Metformina:** este suele ser el medicamento de elección para muchas personas con diabetes tipo 2, ya que mejora la utilización de la insulina y disminuye la producción de glucosa del hígado.
- **Sulfonilureas:** estos medicamentos estimulan al páncreas a generar más insulina.

- **Tiazolidinedionas (TZD):** estos agentes aumentan la sensibilidad a la insulina del cuerpo.
- **Inhibidores de DPP-4:** estos medicamentos promueven la producción de hormonas incretinas, que a su vez estimulan la liberación de insulina y retardan la absorción de glucosa.
- **Agonistas del receptor GLP-1:** estos medicamentos replican la acción de las hormonas incretinas y ayudan a reducir los niveles de azúcar en sangre.
- **Inhibidores de SGLT2:** estos medicamentos facilitan la eliminación del exceso de azúcar del cuerpo a través de la orina.

Cómo administrarlos

Los medicamentos orales generalmente se toman en forma de pastillas. El momento de tomarlos varía según el medicamento específico; algunos se toman antes de las comidas, mientras que otros se pueden tomar una o dos veces al día. Es esencial seguir estrictamente las indicaciones de su médico.

Tecnología para la diabetes

Bombas de insulina

Las bombas de insulina sirven como asistente personal para controlar la diabetes. Imagínese un dispositivo que administra insulina exactamente cuando su cuerpo la necesita, replicando la función de un páncreas sano.

como funciona

Una bomba de insulina es un dispositivo computarizado compacto que se usa en el cuerpo, generalmente sujeto al cinturón o a la ropa. Se conecta a un tubo delgado con una aguja que se coloca debajo de la piel. La bomba administra insulina continuamente a una tasa basal para satisfacer las necesidades continuas de su cuerpo. Cuando comes, puedes administrarte una dosis adicional de insulina, conocida como bolo, para tener en cuenta los carbohidratos de tu comida.

Ventajas de usar una bomba de insulina

- Gestión mejorada del azúcar en sangre: las bombas brindan mayor flexibilidad en la dosificación de insulina, lo que permite ajustes más precisos.
- Mayor independencia: ¡Diga adiós a las inyecciones! Las bombas eliminan la necesidad de realizar múltiples inyecciones diarias.

- Facilidad de uso: Los zapatos de salón modernos son más pequeños y discretos, lo que los hace cómodos de llevar.
- Seguimiento de datos: muchas bombas pueden sincronizarse con teléfonos inteligentes o computadoras, lo que le permite controlar sus niveles de azúcar en sangre y sus dosis de insulina.

Cosas a tener en cuenta

Aunque las bombas de insulina presentan ventajas considerables, también exigen cuidados y atención adicionales. Deberá aprender a llenar la bomba, cambiar periódicamente el equipo de infusión y solucionar cualquier problema potencial. Además, las bombas de insulina pueden ser más caras que los métodos tradicionales de administración de insulina.

Monitores continuos de glucosa (MCG)

Imagine tener un asistente personal dedicado a rastrear sus niveles de azúcar en sangre, brindándole actualizaciones y notificaciones en tiempo real. Esta es la capacidad de un monitor continuo de glucosa (CGM).

Cómo funciona

Un MCG consiste en un pequeño sensor colocado debajo de la piel que rastrea continuamente sus niveles de azúcar en sangre. La información se envía a un receptor o teléfono inteligente, ofreciéndole un flujo constante de datos. Esto le permite observar cómo fluctúa su nivel de azúcar en sangre con el tiempo, lo que le permite tomar decisiones informadas con respecto al control de su diabetes.

Ventajas de utilizar un MCG

- Regulación mejorada del azúcar en sangre: al monitorear sus tendencias de azúcar en sangre, puede ajustar de manera proactiva sus dosis de insulina o sus elecciones dietéticas.
- Menor riesgo de hipoglucemia: los MCG pueden notificarle sobre una rápida disminución de los niveles de azúcar en la sangre, lo que le da tiempo para responder.
- Mayor tranquilidad: Estar consciente de tus niveles de azúcar en sangre en todo momento puede aliviar la ansiedad y el estrés.

- Gestión de datos: muchos MCG se pueden sincronizar con aplicaciones de teléfonos inteligentes o plataformas en línea, lo que le permite realizar un seguimiento de sus tendencias de azúcar en sangre y compartir información con su proveedor de atención médica.

Cosas a tener en cuenta

Aunque los MCG son una herramienta esencial, requieren algunos ajustes. Es necesaria una calibración regular del sensor y debe reemplazarse cada pocos días. Además, los MCG pueden ser costosos y no todos los planes de seguro los cubren.

Otras tecnologías emergentes

El panorama de la tecnología para la diabetes avanza rápidamente y presenta nuevas y emocionantes oportunidades para controlar su salud. Si bien las bombas de insulina y los monitores continuos de glucosa (MCG) se han convertido en herramientas esenciales, hay varias tecnologías innovadoras en el horizonte.

Sistemas de páncreas artificial

Imagine un dispositivo que ajuste automáticamente su dosis de insulina en respuesta a sus niveles de azúcar en sangre, imitando la función de un páncreas sano. Este es el objetivo de los sistemas de páncreas artificiales, que integran una bomba de insulina con un MCG. Utilizando algoritmos sofisticados, estos sistemas determinan la dosis ideal de insulina, aliviando la necesidad de ajustes manuales.

Sistemas de circuito cerrado

Ampliando los sistemas de páncreas artificial, los sistemas de circuito cerrado llevan la automatización aún más allá al ajustar la administración de insulina sin la intervención del usuario. Aunque todavía se encuentran en la fase de desarrollo, estos sistemas tienen el potencial de transformar el manejo de la diabetes.

Plumas de insulina inteligentes

Estos innovadores bolígrafos cuentan con tecnología que ayuda a realizar un seguimiento de las dosis de insulina, calcular las proporciones de carbohidratos e insulina e incluso sincronizarlos con su teléfono inteligente. Proporcionan un enfoque simplificado para gestionar su terapia con insulina y, al mismo tiempo, ofrecen información valiosa para el cuidado de su diabetes.

Sistemas avanzados de gestión de datos

A medida que avanza la tecnología, los sistemas de gestión de datos son cada vez más avanzados. Estas plataformas le permiten controlar sus niveles de azúcar en sangre, dosis de insulina y otras métricas relacionadas con la diabetes, brindando información sobre su salud general.

Monitoreo de glucosa no invasivo

Uno de los avances más buscados en la tecnología de la diabetes es la monitorización no invasiva de la glucosa. Esto eliminaría la necesidad de pincharse el dedo o insertar sensores. Aunque aún está en desarrollo, esta tecnología promete hacer que el control del azúcar en sangre sea más conveniente y cómodo.

Nutrición y Diabetes
El papel de la dieta en el control de la diabetes

Crear un plan de alimentación personalizado

Nuestra dieta es la piedra angular del control eficaz de la diabetes. Piense en ello como si estuviera construyendo una casa; una base sólida conduce a una estructura más resistente. Un plan de alimentación personalizado actúa como guía para fomentar una relación positiva con la comida.

Reconocer las necesidades de su cuerpo

El desarrollo de un plan de alimentación personalizado comienza con una comprensión clara de las necesidades específicas de su cuerpo. Es similar a conocer a un nuevo amigo; debes conocer sus preferencias, aversiones y qué los motiva.

- Objetivos de azúcar en sangre: identificar sus niveles ideales de azúcar en sangre es esencial. Es como determinar su destino en un mapa.
- Conciencia sobre los carbohidratos: Es vital comprender cómo los carbohidratos afectan el nivel

de azúcar en la sangre. Es similar a dominar el vocabulario de la fuente de energía de tu cuerpo.
- Elección de alimentos: Incluir alimentos que le gusten en su plan de alimentación es crucial para un éxito sostenido. Es como seleccionar los mejores ingredientes para un plato delicioso.
- Consideraciones de estilo de vida: tenga en cuenta sus compromisos laborales, compromisos sociales y patrones alimentarios al elaborar sus comidas. Es como personalizar su plan de alimentación para adaptarlo a su estilo de vida.

Elaborar su plan de alimentación

Una vez que haya identificado las necesidades de su cuerpo, es hora de elaborar su plan de alimentación. Imagínalo como diseñar una receta nutritiva y apetitosa para tu vida diaria.

- Lograr el equilibrio: esfuércese por lograr un equilibrio de carbohidratos, proteínas y grasas saludables en cada comida. Es como crear una deliciosa sinfonía de gustos.
- Conciencia de las porciones: preste atención al tamaño de las porciones para evitar fluctuaciones de azúcar en sangre. Es similar a medir con precisión los ingredientes.
- Programación de comidas: reflexiona sobre cuándo y con qué frecuencia comes. Es como sincronizar tus comidas con el ritmo natural de tu cuerpo.

- Meriendas inteligentes: opte por meriendas nutritivas para mantener estables los niveles de azúcar en sangre entre comidas. Es como tener un plan de contingencia para los dolores de hambre.

Adaptabilidad y flexibilidad

Tenga en cuenta que su plan de alimentación es una herramienta dinámica. Debería cambiar a medida que evolucionen sus necesidades. Es como modificar una receta en función de los ingredientes disponibles. Manténgase abierto a experimentar con varios alimentos y combinaciones de comidas.

Conteo de carbohidratos

Contar carbohidratos es como aprender un nuevo lenguaje. Se requiere práctica para desarrollar esta habilidad, pero una vez que la dominas, sirve como una herramienta vital para controlar tus niveles de azúcar en sangre.

Agarrando carbohidratos

Los carbohidratos son la principal fuente de energía del cuerpo y se encuentran en alimentos como el pan, la pasta, el arroz, las frutas y las verduras. Cuando se consumen, los carbohidratos se convierten en glucosa, lo que posteriormente eleva los niveles de azúcar en sangre.

Los fundamentos del conteo de carbohidratos

El conteo de carbohidratos implica estimar los gramos de carbohidratos en una porción de alimento, de manera similar a medir los ingredientes de un plato.

Control de porciones: Reconocer el tamaño de las porciones es esencial, al igual que saber la cantidad correcta de cada ingrediente a incluir.

Etiquetas de los alimentos: el análisis de las etiquetas de los alimentos ayuda a determinar el contenido de carbohidratos de los productos envasados, de forma similar a consultar una tarjeta de recetas.

Herramientas para contar carbohidratos: Hay varias aplicaciones y recursos en línea disponibles para ayudarlo a medir el contenido de carbohidratos en diferentes alimentos, funcionando como un asistente culinario.

Modificación de la insulina basada en carbohidratos

Una vez que comprenda su ingesta de carbohidratos, podrá ajustar su dosis de insulina en consecuencia, de forma similar a ajustar la temperatura del horno según una receta.

Proporción insulina-carbohidratos (ICR): esta proporción personalizada indica cuánta insulina es necesaria para controlar una cantidad específica de carbohidratos.

Bolos de corrección: si su nivel de azúcar en sangre excede su rango objetivo, es posible que necesite administrar un bolo de corrección además de su insulina a la hora de las comidas.

La importancia de la práctica

Dominar el conteo de carbohidratos requiere tiempo y esfuerzo. Es comparable a aprender una nueva habilidad; la perfección no llega instantáneamente. Lleve un diario de alimentos para controlar su consumo de carbohidratos y niveles de azúcar en sangre. Con el tiempo, mejorará su capacidad para estimar las porciones de carbohidratos y ajustar su insulina según sea necesario.

Consejos y recetas para una alimentación saludable

Comer bien no tiene por qué comprometer el sabor ni el placer. Se trata de tomar decisiones inteligentes y descubrir alternativas sabrosas.

Elaborar un plato nutritivo

Piensa en tu plato como una obra de arte. Con los ingredientes adecuados, puedes crear una comida vibrante y atractiva.

Llene la mitad de su plato con vegetales sin almidón: considere opciones como espinacas, coliflor, zanahorias y pimientos morrones. Son ricos en vitaminas y fibra.

Asigne una cuarta parte de su plato a proteínas magras: elija pavo, mariscos, tempeh o legumbres a la parrilla. La proteína te ayuda a sentirte lleno y contento.

Reserve una cuarta parte de su plato para cereales integrales: opte por arroz integral, farro o pasta integral. Estas opciones ofrecen energía y fibra duraderas.

Minimice las grasas no saludables: reduzca el consumo de grasas saturadas y trans que se encuentran comúnmente en los productos procesados.

Tenga en cuenta el tamaño de las porciones: vigile cuánto sirve para evitar comer en exceso.

Adoptar prácticas saludables

- **Comience el día con un desayuno nutritivo:** pruebe una comida rica en proteínas y fibra, como yogur griego con fruta o gachas integrales.
- **Elija refrigerios inteligentes:** opte por refrigerios saludables como frutas frescas, verduras, nueces o yogur.
- **Manténgase hidratado:** asegúrese de beber suficiente agua durante todo el día.
- **Examine las etiquetas de los alimentos:** aprenda a leer las etiquetas. Esté atento a los azúcares ocultos y las grasas no saludables.
- **Cocine en casa:** preparar las comidas usted mismo le permite tener un mejor control sobre lo que contiene la comida.

Sabrosas ideas de comidas aptas para diabéticos

¿Quién dice que las comidas nutritivas no pueden ser sabrosas? A continuación se ofrecen algunas sugerencias para despertar su creatividad culinaria:

- Salmón a la parrilla servido con espárragos asados y quinua
- Pollo salteado acompañado de arroz integral
- Sopa de lentejas acompañada de pan integral
- Yogur griego con capas de bayas y nueces
- Tostada de aguacate cubierta con salmón ahumado

Ten en cuenta que probar cosas nuevas es fundamental. No dudes en experimentar con diferentes recetas y descubrir lo que te gusta.

Comer fuera con diabetes

Salir a cenar puede ser una ocasión placentera y social, incluso para quienes controlan la diabetes. Con una planificación y preparación cuidadosas, podrá disfrutar de sus comidas mientras mantiene el control de sus niveles de azúcar en sangre.

La preparación es esencial

- **Explore el menú:** muchos restaurantes ofrecen sus menús en línea. Busque opciones que incluyan productos asados u horneados, proteínas magras y abundantes verduras.
- **Interactúe con el restaurante:** no dude en comunicarse con anticipación para preguntar sobre las selecciones del menú o solicitar métodos de cocción específicos.
- **Elija el momento adecuado:** trate de cenar durante las horas menos ocupadas para minimizar los tiempos de espera, que pueden afectar su nivel de azúcar en la sangre.

Hacer selecciones inteligentes

Comience con una ensalada: comenzar con una ensalada es una excelente manera de cargar fibra y verduras antes del plato principal.

Seleccione proteínas magras: opte por pollo, pescado o tofu a la parrilla, y evite las opciones muy empanizadas o fritas.

Esté atento a los azúcares ocultos: tenga cuidado con las salsas, aderezos y adobos que pueden contener azúcares añadidos.

Cuida tus porciones: presta atención al tamaño de las porciones y no dudes en pedir una caja para llevar a casa y guardar algunas para más tarde.

Equilibre su plato: opte por un plato que consista en la mitad de vegetales sin almidón, un cuarto de proteína magra y un cuarto de cereales integrales.

Monitoreo del azúcar en sangre

Controle sus niveles de azúcar en sangre antes y después de la comida: esta práctica le ayudará a evaluar cómo la comida afecta su nivel de azúcar en sangre.

Traiga lo esencial: asegúrese de tener consigo su medidor de glucosa en sangre, insulina y cualquier otro medicamento necesario.

Prepárese para picos inesperados: tenga una estrategia para controlar el nivel alto de azúcar en la sangre si esto sucede.

Evite saltarse comidas: comer regularmente ayuda a estabilizar los niveles de azúcar en sangre.

Saboreando el momento

Salir a cenar debe ser una experiencia agradable. No te preocupes por alcanzar la perfección. Concéntrate en tomar decisiones saludables la mayor parte del tiempo mientras te permites un capricho ocasional. Recuerde, se trata de encontrar el equilibrio y practicar la moderación.

Mitos y conceptos erróneos comunes sobre la diabetes sobre los alimentos

Existe una cantidad significativa de información errónea sobre la alimentación y la diabetes. Aclaremos algunos mitos prevalentes.

> ➤ **Mito 1: las personas con diabetes deben evitar los alimentos dulces**

Realidad: Las personas con diabetes pueden darse el gusto de comer dulces de vez en cuando. La atención debe centrarse en la moderación y el tamaño de las porciones. Es crucial integrar estos alimentos en un plan de alimentación equilibrado mientras se controla su efecto sobre el azúcar en sangre.

> ➤ **Mito 2: Los edulcorantes artificiales son completamente seguros**

Realidad: Aunque los edulcorantes artificiales pueden ayudar a controlar el azúcar en sangre, no son una panacea. Algunas investigaciones indican posibles conexiones entre estos edulcorantes y problemas metabólicos. Es aconsejable usarlos con moderación y discutir su uso con su profesional de la salud.

> ➤ **Mito 3: Todos los carbohidratos son dañinos**

Realidad: Los carbohidratos juegan un papel vital en una dieta equilibrada. Se debe hacer hincapié en seleccionar carbohidratos complejos como cereales integrales, frutas y verduras, que son ricos en fibra y nutrientes. Se trata de priorizar la calidad sobre la cantidad.

> ➤ **Mito 4: Las personas con diabetes deben evitar las frutas**

Realidad: Las frutas son ricas en vitaminas, minerales y fibra esenciales, lo que las convierte en una excelente opción para las personas con diabetes. Lo importante es consumirlos con moderación y tener en cuenta su contenido en carbohidratos.

> ➤ **Mito 5: Los refrescos dietéticos son una opción saludable**

Realidad: Si bien los refrescos dietéticos pueden tener menos calorías, a menudo incluyen edulcorantes artificiales y otros aditivos. Es aconsejable hacer del agua su bebida principal y limitar el consumo de refrescos dietéticos.

> ➤ **Mito 6: Comer tarde por la noche provoca aumento de peso**

Realidad: El horario de las comidas no provoca directamente el aumento de peso; La ingesta total de calorías es lo que cuenta. Si tiene hambre por la noche, opte por refrigerios saludables y tenga cuidado de no excederse.

Es vital tomar decisiones dietéticas basadas en información confiable y consejos personalizados de su proveedor de atención médica.

Ejercicio y diabetes

Los beneficios del ejercicio para las personas con diabetes

Crear un plan de ejercicios

La actividad física actúa como un poderoso aliado para las personas con diabetes. Mejora la capacidad del cuerpo para utilizar la insulina, estabiliza los niveles de azúcar en sangre y promueve el bienestar general.

Elaborar su plan de ejercicios

Desarrollar una rutina de ejercicios es similar a embarcarse en una aventura de fitness personalizada. Implica descubrir actividades que resuenan contigo y se alinean con tu vida diaria.

Consulte a su médico: antes de iniciar cualquier nuevo régimen de ejercicios, es fundamental obtener la aprobación de su profesional de la salud.

Establece objetivos alcanzables: comienza con metas manejables y eleva progresivamente la intensidad y duración de tus entrenamientos.

Seleccione actividades que disfrute: ya sea bailar, nadar, caminar o andar en bicicleta, elija ejercicios que le resulten agradables y estimulantes.

Diversifique su rutina: incorpore una variedad de ejercicios para mantener el interés y involucrar varios grupos de músculos.

Sintonícese con su cuerpo: sea consciente de las señales de su cuerpo y permita descansar cuando sea necesario.

Variedades de ejercicio

- **Ejercicio cardiovascular:** este tipo mejora tu salud cardiovascular y respiratoria. Actividades como caminar a paso ligero, nadar, andar en bicicleta y bailar son excelentes opciones.
- **Entrenamiento de resistencia:** aumentar la masa muscular puede mejorar la sensibilidad a la insulina. Incluya ejercicios como levantamiento de pesas, entrenamientos con bandas de resistencia o ejercicios de peso corporal.
- **Entrenamiento de flexibilidad:** Los estiramientos mejoran la flexibilidad y minimizan el riesgo de lesiones. Considere agregar rutinas de yoga, Pilates o estiramiento a su régimen.

Cronometrar tus entrenamientos

Antes de las comidas: Hacer ejercicio puede reducir los niveles de azúcar en sangre, por lo que es vital controlar su nivel de azúcar en sangre antes y después de hacer ejercicio.

Después de las comidas: las actividades de intensidad moderada pueden ayudar a controlar mejor el azúcar en sangre después de las comidas.

Esfuércese por realizar un mínimo de 150 minutos de ejercicio de intensidad moderada o 75 minutos de ejercicio de intensidad vigorosa cada semana.

Pautas de ejercicio seguro

Hacer ejercicio es una estrategia eficaz para controlar la diabetes, pero es crucial priorizar la seguridad. Así como debes cumplir con las leyes de tránsito mientras conduces, seguir las pautas durante los entrenamientos es vital para evitar percances.

Reconoce tus límites

- Sintonícese con su cuerpo: esté atento a cualquier signo de malestar o dolor. Es perfectamente aceptable tomar descansos o ajustar su rutina.

- Controle su nivel de azúcar en sangre: realice un seguimiento de sus niveles de azúcar en sangre antes, durante y después de su entrenamiento para prevenir la hipoglucemia o la hiperglucemia.
- Manténgase hidratado: asegúrese de beber suficiente agua antes, durante y después de su sesión de ejercicio para mantener la hidratación.

Ejercicio y niveles bajos de azúcar en sangre (hipoglucemia)

Lleve consigo fuentes de glucosa rápida: tenga siempre a mano una opción de glucosa de acción rápida, como tabletas de glucosa o jugo, mientras hace ejercicio.

Modifique su dosis de insulina: es posible que deba modificar su dosis de insulina según sus actividades de ejercicio. Consulte a su proveedor de atención médica para obtener orientación.

Elija horarios óptimos de ejercicio: programar sus entrenamientos puede ayudar a evitar la hipoglucemia. Experimente para descubrir qué funciona mejor para usted.

Ejercicio y cuidado de los pies

Inspeccione sus pies antes y después de hacer ejercicio: verifique si hay ampollas, cortes o signos de enrojecimiento.

Seleccione calzado adecuado: opte por zapatos que ofrezcan soporte y amortiguación adecuados.

Protege tus pies: Evita hacer ejercicio descalzo o usando sólo calcetines.

Ejercicio y clima cálido

- Manténgase hidratado: beba mucha agua antes, durante y después de su entrenamiento.
- Vístase adecuadamente: use ropa holgada y de colores claros para ayudar a su cuerpo a enfriarse.
- Evite el calor extremo: si es posible, programe sus entrenamientos durante las horas más frescas del día.

Priorizar la seguridad es fundamental cuando se hace ejercicio con diabetes.

Superar los desafíos del ejercicio

Hacer ejercicio a menudo puede parecerse al desafío de escalar una montaña. Si bien puede haber obstáculos en el camino, adoptar la mentalidad adecuada y emplear estrategias efectivas le permitirá alcanzar su punto máximo.

Encontrar su unidad

- Establezca objetivos alcanzables: divida sus aspiraciones de acondicionamiento físico en hitos manejables. Piense en ello como si estuviera ascendiendo un paso a la vez.
- Forma pareja: hacer ejercicio con un amigo puede mejorar la experiencia y mantenerte motivado.
- Celebre sus éxitos: Reconozca sus logros, sin importar su tamaño. Es como darse un merecido choca esos cinco.

Gestionar las limitaciones de tiempo

Integre el ejercicio en su vida diaria: tome breves descansos durante el día para ponerse en movimiento. Es como encajar en rápidos estallidos de actividad.

Entrenamientos en casa: Se pueden realizar numerosos ejercicios en casa con poco o ningún equipo. Es como tener un gimnasio personal en tu espacio.

Hágalo social: combine los entrenamientos con eventos sociales, como caminar con un amigo o participar en una clase de baile.

Abordar los desafíos físicos

- Tómelo con calma: comience con actividades suaves y aumente gradualmente la intensidad. Se trata de desarrollar fuerza con el tiempo.
- Ajuste los ejercicios: adapte los entrenamientos a sus capacidades. Siempre hay modificaciones para que los ejercicios funcionen para usted.
- Consulte a un profesional: un fisioterapeuta o un experto en fitness certificado puede ofrecerle consejos de ejercicio personalizados.

Luchando contra la baja energía

- Concéntrate en el sueño: un descanso adecuado es esencial para aumentar tu energía. Es como recargar tu teléfono.
- Mantenga una dieta nutritiva: proporcione a su cuerpo alimentos saludables para mantener sus niveles de energía.
- Comienza con pequeños pasos: inicia tu rutina con entrenamientos breves y poco a poco extiende la duración. Se trata de desarrollar la resistencia de forma gradual.

Cada esfuerzo importa. No se desanime si los resultados no son inmediatos. Reconozca su progreso, por pequeño que sea, y disfrute del viaje.

Manejo de las complicaciones de la diabetes

Prevención y manejo de la retinopatía diabética

Imagínese sus ojos funcionando como una cámara, con la retina sirviendo como película que captura las imágenes que ve. La retinopatía diabética puede compararse con rasguños en esa película, lo que provoca una distorsión en la visión. Comprender las implicaciones de esta condición es vital para salvaguardar su vista.

Comprender la retinopatía diabética

La retinopatía diabética surge cuando los niveles elevados de azúcar en sangre dañan los delicados vasos sanguíneos ubicados en la parte posterior del ojo. Con el tiempo, estos vasos pueden hincharse, perder líquido o incluso bloquearse por completo, lo que provoca complicaciones de la visión y potencialmente ceguera.

La prevención es esencial

Mantenga un control estricto del azúcar en la sangre: Mantener estables los niveles de azúcar en la sangre es la medida más importante para prevenir la retinopatía diabética, similar al mantenimiento rutinario de su vehículo para evitar fallas de funcionamiento.

Programe exámenes oculares periódicos: los exámenes oculares anuales con dilatación de las pupilas son esenciales para identificar los primeros signos de retinopatía diabética, muy parecidos a un chequeo anual de salud de los ojos.

Controle la presión arterial y el colesterol: la presión arterial y el colesterol elevados pueden exacerbar la retinopatía diabética. Colabore con su proveedor de atención médica para controlar estos niveles de manera efectiva.

Adopte un estilo de vida saludable: llevar una dieta equilibrada, realizar actividad física con regularidad y dejar de fumar puede mejorar significativamente su salud general, incluida la salud de sus ojos.

Detección temprana y tratamiento

- Esté alerta a los cambios en la visión: manténgase atento a cualquier alteración en su visión, como visión borrosa, moscas volantes, manchas oscuras o problemas con la visión nocturna, ya que pueden indicar señales de advertencia temprana.
- Tratamiento con láser: si la retinopatía diabética avanza, la terapia con láser puede ayudar a sellar los vasos sanguíneos con fugas y prevenir daños adicionales.

- Inyecciones anti-VEGF: estas inyecciones pueden ayudar a aliviar la hinchazón de la retina y mejorar la visión.
- Vitrectomía: en casos más graves, es posible que se requiera una intervención quirúrgica para extraer sangre o tejido cicatricial del ojo.

Cómo proteger su corazón y sus vasos sanguíneos

Tu corazón sirve como fuerza impulsora detrás de tu vitalidad. Cuando la diabetes no se controla adecuadamente, puede imponer una tensión adicional a este órgano esencial. Proteger su corazón y sus vasos sanguíneos es vital para una existencia larga y saludable.

Reconociendo el vínculo

La diabetes daña gradualmente los vasos sanguíneos, de forma similar al óxido que se acumula en las tuberías, lo que obstruye el flujo sanguíneo fluido. Este deterioro puede provocar enfermedades cardíacas, accidentes cerebrovasculares y otros problemas de salud graves.

Protegiendo tu corazón

Controle sus métricas: controle sus niveles de azúcar en sangre, presión arterial y colesterol, ya que son indicadores críticos de su salud cardiovascular.

Regule su nivel de azúcar en sangre: Mantener niveles estables de azúcar en sangre es crucial para la protección del corazón, similar a garantizar que su vehículo reciba el combustible adecuado.

Controle su presión arterial: la presión arterial elevada agrega una presión indebida a su corazón. Colabora con tu proveedor de atención médica para controlarlo de manera efectiva.

Reduce tu colesterol: El colesterol alto puede obstruir tus arterias. Una dieta nutritiva y ejercicio constante pueden ayudar a reducir los niveles de colesterol.

Deje de fumar: Fumar aumenta enormemente el riesgo de sufrir enfermedades cardíacas, añadiendo tensión innecesaria a su corazón.

Adopte un estilo de vida saludable: Consumir una dieta equilibrada, realizar actividad física con regularidad y controlar el estrés son esenciales para mantener la salud del corazón.

Prevención de ataques cardíacos y accidentes cerebrovasculares

- Identificación temprana: los chequeos y exámenes de rutina pueden ayudar a detectar problemas potenciales en una etapa temprana.
- Medicamentos: su médico puede recomendarle medicamentos para ayudar a controlar la presión arterial, el colesterol y los niveles de azúcar en sangre.

- Respuesta de emergencia: esté atento a los síntomas de un ataque cardíaco o un derrame cerebral y busque asistencia médica inmediata si ocurren.

Enfermedad renal y diabetes

Los riñones funcionan como el sistema de filtración del cuerpo, purificando la sangre y eliminando los desechos. La diabetes mal controlada puede causar daños a estos órganos esenciales.

Comprender la enfermedad renal diabética

La enfermedad renal diabética, o nefropatía diabética, surge cuando los niveles elevados de azúcar en sangre dañan los delicados vasos sanguíneos de los riñones. Este daño puede conducir progresivamente a la insuficiencia renal con el tiempo.

Protegiendo sus riñones

- Mantenga un control estricto del azúcar en sangre: Mantener el nivel de azúcar en sangre dentro de un rango saludable es vital para proteger sus riñones.
- Controle la presión arterial: la presión arterial alta puede acelerar el daño renal. Colabore con su proveedor de atención médica para mantenerlo bajo control.

- Controle la función renal: los chequeos médicos y análisis de sangre periódicos pueden ayudar a identificar los primeros signos de insuficiencia renal.
- Adopte un estilo de vida saludable: una dieta equilibrada, ejercicio regular y dejar de fumar son fundamentales para mantener la salud renal.
- Limite el consumo de proteínas: demasiada proteína puede ejercer presión sobre los riñones. Hable con su médico sobre la ingesta de proteínas adecuada para sus necesidades.

Signos y síntomas de enfermedad renal

En las primeras etapas, la enfermedad renal puede no presentar ningún síntoma. Sin embargo, a medida que avanza, es posible que notes:

- Fatiga
- Disminución del apetito
- Hinchazón en los pies o los tobillos.
- dificultad para dormir
- aumento de orina
- Orina espumosa
- dolor de espalda

Si experimentas alguno de estos síntomas, es imprescindible que consultes con tu médico para una valoración.

Tratamiento de la enfermedad renal

El tratamiento de la enfermedad renal diabética tiene como objetivo retardar la progresión de la enfermedad y controlar cualquier complicación. Esto puede incluir medicamentos para regular la presión arterial y el azúcar en sangre, junto con ajustes en la dieta y cambios en el estilo de vida. En etapas más graves de la enfermedad renal, puede ser necesario diálisis o un trasplante de riñón.

Daño a los nervios (neuropatía)

Visualice su cuerpo como un intrincado sistema de cables que transmiten señales. La neuropatía actúa como un mal funcionamiento de este sistema, interrumpiendo el flujo de comunicación entre el cerebro y varias partes del cuerpo.

Comprender el daño a los nervios

La neuropatía es una complicación frecuente asociada con la diabetes, que resulta de niveles elevados de azúcar en sangre que dañan los nervios de todo el cuerpo. Puede afectar los nervios en áreas como los pies, las manos y otras regiones.

Tipos de neuropatía

Neuropatía periférica: esta es la forma más frecuente y afecta los nervios de las extremidades. Los síntomas pueden incluir entumecimiento, sensación de hormigueo, ardor y debilidad.

Neuropatía autónoma: este tipo afecta los nervios responsables de funciones involuntarias, como la digestión, la regulación de la presión arterial y la frecuencia cardíaca. Los síntomas pueden incluir dificultades para tragar, problemas digestivos y disfunción eréctil.

Manejo de la neuropatía

- Control estricto del azúcar en sangre: mantener los niveles de azúcar en sangre dentro de un rango saludable es esencial para prevenir o ralentizar el avance de la neuropatía.
- Exámenes periódicos de los pies: inspeccione sus pies diariamente para detectar cortes, ampollas o llagas. La neuropatía puede disminuir la sensibilidad al dolor, aumentando el riesgo de sufrir lesiones en los pies.
- Manejo del dolor: los analgésicos de venta libre, los medicamentos recetados o la fisioterapia pueden ayudar a aliviar el dolor nervioso.
- Estilo de vida saludable: una dieta equilibrada, ejercicio regular y dejar de fumar pueden mejorar la salud nerviosa general.
- Cuidado de los pies: asegúrese de usar zapatos que le queden bien, evite caminar descalzo e hidrate sus pies regularmente para evitar problemas en la piel.

Prevención de las úlceras en los pies

La neuropatía puede provocar úlceras en los pies, que pueden infectarse y provocar complicaciones graves. Para evitar las úlceras en los pies:

- Examine sus pies diariamente para detectar cualquier signo de lesión.
- Use zapatos y calcetines que le queden bien.
- Abstenerse de caminar descalzo.
- Visite a un podólogo con regularidad para que le realice evaluaciones de los pies.

Cuidar tus pies es vital para evitar complicaciones relacionadas con la neuropatía.

Cuidado de los pies para personas con diabetes

Tus pies sirven como la base esencial que te sostiene durante toda tu vida. Para las personas con diabetes, mantener la salud de los pies es fundamental. Piense en ello como salvaguardar la fortaleza que sostiene todo su ser.

La importancia del cuidado de los pies

El daño a los nervios (neuropatía) y la circulación sanguínea inadecuada, que prevalecen entre las personas con diabetes, pueden disminuir la capacidad de sentir sensaciones en los pies. Esto aumenta su vulnerabilidad a lesiones que pueden provocar complicaciones graves.

Prácticas diarias de cuidado de los pies

- Examine sus pies todos los días: verifique si hay cortes, ampollas, enrojecimiento, hinchazón o llagas. Utilice un espejo para inspeccionar las plantas de sus pies.
- Limpia tus pies diariamente: Usa agua tibia y jabón suave. Asegúrese de que sus pies estén completamente secos, especialmente entre los dedos.
- Hidratar: aplique loción en la parte superior e inferior de los pies, pero evite aplicarla entre los dedos.
- Córtate las uñas de los pies con cuidado: córtalas en línea recta y alisa los bordes afilados.
- Elija calzado adecuado: seleccione zapatos que le queden bien y ofrezcan suficiente soporte. Manténgase alejado de zapatos ajustados o con costuras que puedan irritarle los pies.
- Proteja sus pies: use calcetines hechos de telas que absorban la humedad y evite caminar descalzo.

Cuándo consultar a un profesional

Llagas abiertas o ampollas: cualquier herida abierta en el pie debe ser evaluada por un profesional de la salud sin demora.

Cambios en el color o la temperatura de la piel: la decoloración inusual o las variaciones de temperatura en los pies pueden indicar problemas de circulación.

Dolor o entumecimiento: el dolor continuo o la pérdida de sensibilidad en los pies requiere una evaluación médica.

Uñas encarnadas: si tiene dificultades para cortarse las uñas de los pies o tiene uñas encarnadas, consulte a un podólogo.

Salud mental y diabetes
El impacto emocional de la diabetes

Lidiar con el estrés, la ansiedad y la depresión

1 Vivir con diabetes presenta importantes obstáculos emocionales. Parece una montaña rusa llena de giros y vueltas imprevistas. El estrés, la ansiedad y la depresión suelen acompañar a las personas en este camino.

La diabetes puede parecer un acto de equilibrio continuo. La ansiedad que rodea a las fluctuaciones de los niveles de azúcar en sangre, el peso de las responsabilidades diarias de gestión y el riesgo de problemas de salud a largo plazo pueden afectar su bienestar mental. Es como caminar de puntillas por un campo minado, siempre preocupado por el siguiente obstáculo.

> **Estrés**

Si bien el estrés es una parte natural de la vida, el estrés persistente puede complicar el control de la diabetes. Es como echar gasolina al fuego. Cuando estás bajo estrés, tu cuerpo produce hormonas que pueden elevar tus niveles de azúcar en sangre.

Para controlar el estrés: integre prácticas de relajación como la respiración profunda, la meditación o el yoga en su rutina diaria.

Gestión del tiempo: organice las tareas y divídalas en pasos más pequeños y alcanzables.

Busque apoyo: comparta sus sentimientos con amigos, familiares o un terapeuta.

> ➤ **Ansiedad**

La ansiedad a menudo aparece como una preocupación abrumadora por los niveles de azúcar en sangre, posibles complicaciones o interacciones sociales. Es como tener una voz implacable en tu mente.

Desafíe los pensamientos negativos: reconozca y enfrente patrones de pensamiento improductivos.

Técnicas de mindfulness: Concéntrate en el presente para aliviar la ansiedad.

Exposición gradual: Enfrente lentamente situaciones que le provocan ansiedad para ayudar a reducir la sensibilidad.

> ➤ **Depresión**

La depresión puede ser una condición paralizante que afecta su estado de ánimo, energía y salud en general. Se siente como si estuviera envuelto en una niebla oscura.

Busque ayuda profesional: consulte a su médico o a un experto en salud mental sobre sus síntomas.

Construya una red de apoyo: conéctese con otras personas que puedan identificarse con sus experiencias.

Participe en actividades agradables: persiga pasatiempos o intereses que le brinden felicidad.

Recuerde, es perfectamente aceptable buscar ayuda.

Construyendo resiliencia

La resiliencia funciona como un músculo; cuanto más trabajas en él, más robusto se vuelve. Implica recuperarse de las dificultades y descubrir la fuerza interior.

Cultivar una mentalidad fuerte

- Afirmaciones positivas: cambie los pensamientos negativos por otros positivos. Esto es similar a entrenar tu mente para ver el lado positivo.
- Atención plena y meditación: estas técnicas pueden ayudarte a permanecer centrado y atento al presente.
- Establecer objetivos realistas: divida las tareas abrumadoras en pasos más pequeños y manejables. Es similar a enfrentarse a un elefante, mordisco a mordisco.
- Celebra pequeñas victorias: Reconoce y valora tus logros, sin importar su tamaño. Es como darse una palmadita en la espalda por su arduo trabajo.

Establecer una red de apoyo

Tener un círculo de personas que lo apoyen es vital. Actúa como una red de seguridad para atraparlo en tiempos difíciles.

- Conéctese con otros: participe en un grupo de apoyo para la diabetes o una comunidad en línea para intercambiar experiencias y conocimientos.
- Ábrete a tus seres queridos: comparte tus sentimientos con familiares y amigos.
- Busque ayuda profesional: un terapeuta o consejero puede ofrecer orientación valiosa y mecanismos de afrontamiento.

Prácticas de autocuidado

Dar prioridad al autocuidado es crucial para mejorar la resiliencia. Es como nutrir tanto tu cuerpo como tu espíritu.

- Prioriza el sueño: Descansar lo suficiente es fundamental para tu salud física y mental.
- Ejercicio regular: Realizar actividad física puede aliviar el estrés y mejorar el estado de ánimo.
- Alimentación saludable: proporcione a su cuerpo alimentos nutritivos para promover el bienestar general.
- Pasatiempos e intereses: participe en actividades que le gusten para relajarse y rejuvenecer.

Buscando apoyo

Vivir con diabetes a menudo puede parecer una experiencia solitaria, similar a embarcarse en un viaje solitario lleno de obstáculos. Sin embargo, es esencial reconocer que no es necesario recorrer este camino solo. Buscar ayuda es una demostración de fortaleza, no un signo de debilidad.

Reconocer el valor del apoyo

Una red de apoyo sólida puede servir como un recurso crucial a la hora de afrontar las fluctuaciones emocionales asociadas con la diabetes. Es similar a tener un equipo confiable que lo respalde.

- Alivia el estrés: Compartir tus emociones con los demás puede reducir significativamente el estrés y la ansiedad.
- Proporciona motivación: las personas que lo apoyan pueden inspirarlo y animarlo durante los momentos difíciles.
- Ofrece asistencia práctica: amigos y familiares pueden ayudar con la planificación de comidas, el control del azúcar en sangre y otras tareas esenciales.
- Mejora los mecanismos de afrontamiento: discutir experiencias con otros puede conducir al desarrollo de estrategias de afrontamiento eficaces.

Creando su red de apoyo

- **Familiares y amigos:** estas personas suelen ser su primera línea de apoyo. El diálogo abierto es vital.

- **Grupos de apoyo para la diabetes:** colaborar con otras personas que comparten experiencias similares puede resultar inmensamente beneficioso.

- **Profesionales de la salud:** su equipo de atención de la diabetes es un recurso invaluable de información y aliento.

- **Comunidades en línea:** los grupos de apoyo virtuales brindan un espacio para conectarse con personas de todo el mundo.

Cómo buscar ayuda

Solicitar ayuda puede ser un desafío, pero es un paso vital para establecer una red de apoyo sólida.

- Sea claro: articule sus necesidades y lo que espera de los demás.
- Muestre aprecio: reconozca lo mucho que significa para usted su apoyo.
- Establece límites: es perfectamente aceptable rechazar ayuda si te sientes abrumado.

Diabetes y relaciones

La diabetes puede afectar significativamente sus relaciones, actuando a menudo como un invitado no invitado que altera el equilibrio. Reconocer la influencia de la diabetes en sus conexiones es vital para fomentar relaciones sólidas.

La comunicación efectiva es esencial

La comunicación clara y sincera es la base de cualquier relación sana. Esto se vuelve aún más crítico cuando se trata de controlar la diabetes.

- Informe a su pareja: bríndele información sobre la diabetes, sus obstáculos y sus efectos en su vida.
- Comparta sus emociones: hable sobre cómo la diabetes influye en sus sentimientos dentro de la relación.
- Practica la escucha activa: permite que tu pareja exprese sus pensamientos y emociones.
- Define límites: Establece límites claros para salvaguardar tu salud emocional.

Ajustar las expectativas

Gestionar las expectativas tanto para usted como para su pareja es fundamental. La diabetes puede introducir cambios imprevistos, por lo que la adaptabilidad es clave.

Sea paciente: reconozca que adaptarse a la vida con diabetes requiere tiempo tanto para usted como para su pareja.

Enfatice el tiempo de calidad: céntrese en actividades y experiencias compartidas para profundizar su conexión.

Celebre los logros menores: reconocer los pequeños éxitos puede levantar el ánimo y mejorar su relación.

Buscando apoyo juntos

Involucrar a su pareja en el cuidado de su diabetes puede ser ventajoso, similar a tener un compañero de equipo que lo apoye.

- Participar juntos en sesiones de educación sobre diabetes: Adquirir conocimientos sobre la diabetes en pareja.
- Únase a un grupo de apoyo: interactuar con otras parejas que enfrentan problemas similares puede ofrecer perspectivas valiosas.
- Considere la posibilidad de recibir asistencia profesional: si surgen desafíos, la terapia de pareja puede ayudar a abordar las dificultades en las relaciones.

Imagen corporal y diabetes

La imagen corporal se refiere a tus percepciones y sentimientos respecto a tu apariencia física. Para las personas con diabetes, este puede ser un asunto particularmente complejo y delicado.

La influencia de la diabetes en la imagen corporal

La diabetes puede tener un efecto profundo en la forma en que uno percibe su cuerpo. Las variaciones de peso, la necesidad de inyecciones de insulina y los síntomas visibles de la afección pueden provocar una mayor conciencia de uno mismo y una disminución de la autoestima.

Variaciones de peso: la diabetes puede provocar un aumento o una pérdida de peso, lo que influye en la percepción del cuerpo.

Inyecciones de insulina: el aspecto visible de la administración de insulina puede afectar la imagen corporal, especialmente para aquellos que pueden sentirse inseguros acerca de su apariencia.

Problemas de la piel: afecciones como la acantosis nigricans, que puede surgir de la diabetes, también pueden afectar la forma en que uno ve su cuerpo.

Abordar los pensamientos negativos

Las autopercepciones negativas pueden consumirlo todo y asemejarse a un crítico interno implacable.

- Enfatice la salud: reconozca las increíbles capacidades de su cuerpo, incluida su capacidad para controlar la diabetes.
- Practica la bondad hacia ti mismo: Acércate a ti mismo con compasión y comprensión.
- Contrarreste los pensamientos negativos: cambie el diálogo interno negativo por afirmaciones positivas.

Cultivar la confianza en el cuerpo

Desarrollar la confianza en el cuerpo es un viaje continuo, centrado en valorar y aceptar su cuerpo por sus funciones y no únicamente por su apariencia.

Adopte un estilo de vida saludable: realice actividad física con regularidad y mantenga una dieta equilibrada para mejorar su imagen corporal.

Vístete con confianza: elige prendas que te hagan sentir seguro y cómodo.

Busque una red de apoyo: conéctese con otras personas que comparten experiencias y desafíos similares.

Considere el apoyo profesional: si las preocupaciones sobre la imagen corporal están afectando significativamente su vida, buscar terapia puede ser beneficioso.

Su valor como individuo no está determinado por el tamaño de su cuerpo o su apariencia. Concéntrate en tus fortalezas y logros.

Sistemas y recursos de apoyo
Construyendo una red de apoyo sólida

Familia y amigos

Nuestra familia y amigos son sus apoyos personales. Pueden ser su fuente más importante de fortaleza y consuelo mientras controla la diabetes.

La fuerza de las relaciones

Las personas cercanas a usted brindan una forma distintiva de apoyo. Ellos lo entienden bien y pueden ofrecerle ayuda tanto emocional como práctica.

- Experiencias comunes: pueden empatizar con sus luchas y brindarle comprensión.
- Asistencia práctica: Pueden ayudar a cocinar, conducir o cuidar a los niños.
- Respaldo emocional: pueden escuchar sin juzgar y brindar motivación.
- Sensación de conexión: Estar cerca de sus seres queridos puede mejorar su salud general.

Diálogo abierto

Las discusiones transparentes y honestas son cruciales para establecer una red de apoyo sólida.

- Comparte tus emociones: habla de tus miedos, frustraciones y victorias.
- Informe a sus seres queridos: ayúdelos a comprender la diabetes y cómo afecta su vida.
- Establece límites: comunica claramente tus necesidades y limitaciones.
- Compromiso activo: permita que sus seres queridos expresen sus pensamientos y sentimientos.

Involucrar a su red de apoyo

Involucre a su familia y amigos en su camino hacia el control de la diabetes.

Acompañarlo en las citas médicas: Tener a alguien con usted puede ayudarlo a recordar información importante.

Comparta la carga de trabajo: divida responsabilidades como la planificación de comidas o el manejo de medicamentos.

Celebre los hitos: reconozca sus logros juntos.

Grupos de apoyo para la diabetes

Experimentar una sensación de aislamiento cuando se vive con diabetes es un sentimiento común. Sin embargo, no estás solo en este viaje. Los grupos de apoyo para la diabetes sirven como salvavidas esenciales, proporcionando conexión y comunidad.

La fuerza de los viajes compartidos

Relacionarse con otras personas que comparten experiencias similares puede ser profundamente sanador. Es similar a descubrir tu comunidad.

- **Comprensión y compasión:** los miembros del grupo pueden empatizar con sus luchas y brindarle respaldo emocional.

- **Ideas prácticas:** intercambiar consejos y estrategias puede mejorar el control de su diabetes.

- **Ánimo:** Estar entre personas con aspiraciones similares puede motivarte a mantenerte concentrado.

- **Soledad aliviada:** establecer conexiones con los demás puede ayudar a reducir los sentimientos de soledad y desconexión.

Elegir el grupo de apoyo adecuado

Existen numerosos tipos de grupos de apoyo para la diabetes disponibles, tanto en persona como en línea.

- **Reuniones locales:** estos grupos le permiten conocer y conectarse con personas de su área.

- **Plataformas en línea:** los grupos de apoyo virtuales le permiten interactuar con personas de todo el mundo.

- **Comunidades especializadas:** algunos grupos se concentran en tipos específicos de diabetes, como la diabetes tipo 1, tipo 2 o gestacional.

Maximizando su experiencia en grupos de apoyo

- Sea franco y sincero: comparta sus pensamientos y experiencias abiertamente, sin temor a ser juzgado.
- Practica la escucha activa: Esté atento a las historias de los demás y brinde su apoyo.
- Establece límites: está perfectamente bien dar un paso atrás si te sientes abrumado.
- Cultivar relaciones: forjar conexiones con otros miembros más allá de las reuniones del grupo.

Comunidades en línea

La era digital nos ha unido de maneras que nunca creímos posibles. Las comunidades en línea brindan un entorno distintivo para interactuar con personas que comprenden las dificultades de vivir con diabetes.

La red de apoyo virtual

Las plataformas digitales han revolucionado nuestras conexiones con los demás. Las comunidades en línea centradas en la diabetes crean un sentido de pertenencia y experiencias compartidas.

- Accesibilidad: Estos espacios en línea eliminan las limitaciones geográficas, permitiendo conexiones con personas a nivel mundial.
- Anonimato: a muchas personas les resulta más fácil hablar de sus experiencias en un entorno en línea más privado.
- Soporte inmediato: Podrás recibir respuestas rápidas a tus consultas e inquietudes.
- Intercambio de información: las comunidades en línea sirven como una rica fuente de información y recursos.

Encontrar su tribu en línea

Numerosas plataformas y foros en línea están dedicados al apoyo a la diabetes.

- Redes sociales: sitios como Facebook e Instagram albergan grupos de apoyo para la diabetes.
- Sitios web y foros específicos sobre diabetes: varias organizaciones ofrecen comunidades en línea para personas con diabetes.
- Grupos de apoyo en línea: las plataformas especializadas ofrecen espacios para debates centrados.

Construyendo conexiones en línea

Para beneficiarse plenamente de las comunidades en línea, la participación activa es esencial.

Comparte tu historia: al contar tus experiencias, puedes motivar a otros y buscar apoyo.

Escuche y aprenda: esté atento a las historias de los demás y brinde aliento.

Establezca límites: salvaguardar su privacidad y salud emocional en línea es crucial.

Equilibre las interacciones en línea y fuera de línea: si bien las comunidades en línea ofrecen un apoyo significativo, recuerde cultivar sus relaciones cara a cara.

Las comunidades en línea deberían mejorar, no reemplazar, el apoyo en persona.

Su equipo de diabetes

Su equipo de atención médica funciona como una tripulación competente que dirige un barco a través de mares turbulentos. Ofrecen su experiencia, dirección y apoyo para ayudarle a controlar su diabetes.

Cómo reunir a su equipo de atención de la diabetes

Un equipo sólido de atención de la diabetes es vital para lograr una salud óptima. Su equipo puede estar formado por:

- **Médico de atención primaria:** su médico de cabecera gestiona su salud general y coordina su tratamiento de la diabetes.

- **Endocrinólogo:** especialista en diabetes que brinda atención avanzada y estrategias de manejo.

- **Educador en diabetes certificado (CDE):** un experto en atención médica que le instruirá sobre el control eficaz de la diabetes.

- **Dietista registrado:** ofrece consejos sobre nutrición y planificación de comidas.

- **Oftalmólogo:** realiza un seguimiento de su salud ocular ante cualquier signo de retinopatía diabética.

- **Podólogo:** Se centra en el cuidado de los pies y en la prevención de complicaciones.

- **Nefrólogo:** Se especializa en la salud renal y aborda problemas relacionados con los riñones.

- **Cardiólogo:** Supervisa la salud cardíaca y vascular.

Comunicación efectiva

Mantener una comunicación abierta y transparente con su equipo de atención médica es esencial.

- Haga preguntas: no dude en consultar sobre el control de su diabetes.
- Comparta sus inquietudes: hable sobre cualquier dificultad o ansiedad que pueda tener.
- Sea un participante activo: participe en su atención controlando sus niveles de azúcar en sangre y cumpliendo con los planes de tratamiento.

Cultivar una asociación sólida

Una relación sólida con su equipo de atención médica se basa en la confianza y el respeto mutuo.

- Encuentre un proveedor de confianza: busque un equipo de atención médica que escuche sus necesidades y comprenda sus inquietudes.

- Esté preparado para las citas: venga con una lista de preguntas y temas para discutir durante sus visitas.

- Siga los planes de tratamiento: Siga su plan de tratamiento lo más estrictamente posible.

Asistencia financiera y recursos

Controlar la diabetes puede imponer una pesada carga financiera. Los gastos asociados con medicamentos, suministros y atención médica pueden acumularse rápidamente. Afortunadamente, existen varios recursos que le ayudarán a superar estos obstáculos financieros.

Reconociendo el impacto financiero

La diabetes a menudo conlleva costos importantes. Las demandas financieras de medicamentos, suministros, citas médicas y posibles complicaciones pueden afectar en gran medida su presupuesto.

- Gastos de medicamentos: la insulina, los monitores de glucosa y otros suministros necesarios pueden ser bastante costosos.
- Costos de atención médica: las visitas periódicas al médico, los análisis de laboratorio y las consultas con especialistas pueden acumularse rápidamente.
- Salarios perdidos: la necesidad de controlar la diabetes puede obstaculizar su capacidad laboral, lo que resulta en dificultades financieras.

Investigar opciones de apoyo financiero

Existen numerosos recursos para ayudar a aliviar la tensión financiera de la diabetes.

Beneficios del seguro: familiarícese con su póliza de seguro médico y su cobertura de suministros y medicamentos relacionados con la diabetes.

Iniciativas de asistencia al paciente: muchas compañías farmacéuticas ofrecen programas de asistencia para pacientes que califican.

Asistencia gubernamental: busque programas patrocinados por el gobierno que ofrezcan ayuda financiera para gastos de atención médica.

Organizaciones sin fines de lucro: ciertas organizaciones brindan apoyo financiero y recursos para personas con diabetes.

Redes de apoyo: interactúe con otras personas que puedan compartir información valiosa sobre opciones de asistencia financiera.

Presupuesto y Gestión Financiera

Establecer un presupuesto puede ayudar a controlar los costos relacionados con la diabetes.

Controle sus gastos: realice un seguimiento de sus ingresos y gastos para identificar áreas de posibles ahorros.

Concéntrese en lo esencial: priorice los gastos críticos, como medicamentos y suministros necesarios.

Considere el asesoramiento financiero: consultar a un asesor financiero puede ayudarle a crear una estrategia financiera personalizada.

Explore opciones de ahorro: investigue alternativas de medicamentos genéricos, utilice farmacias de pedidos por correo y aproveche los descuentos disponibles.

Promoción y concientización

Tu voz es poderosa. Al defenderse y aumentar la conciencia sobre la diabetes, puede afectar profundamente la vida de muchas personas.

Aprovechando tu voz

La promoción implica aprovechar su voz para impulsar el cambio. Como alguien que vive con diabetes, sus conocimientos pueden dar forma a las políticas, influir en la investigación y alterar las actitudes del público.

- Contar su historia: su viaje puede motivar a otros y resaltar las realidades del control de la diabetes.
- Impulsar un mejor acceso a la atención médica: colaborar con los legisladores para mejorar la disponibilidad de insulina, suministros y servicios médicos asequibles.
- Abordar conceptos erróneos: informar al público sobre la diabetes para contrarrestar mitos y estereotipos.

Participar en la promoción

Existen numerosas formas de participar en la defensa de la diabetes.

Únase a una organización de diabetes: establezca contactos con otros defensores y participe en sus programas.

Comuníquese con sus representantes: comunique sus inquietudes y abogue por políticas de apoyo para las personas con diabetes.

Ofrezca su tiempo como voluntario: contribuya a iniciativas y eventos relacionados con la diabetes.

Utilice las redes sociales: cree conciencia sobre la diabetes y conéctese con la comunidad diabética en general.

Impulsando el cambio

Su defensa puede conducir a un futuro mejor para las personas con diabetes.

- Mejor acceso a la atención médica: Promover políticas que garanticen que la atención de la diabetes sea asequible y accesible.
- Aumento de la financiación de la investigación: Abogar por la investigación destinada a encontrar una cura para la diabetes y desarrollar métodos de tratamiento innovadores.
- Disminución del estigma: enfrentar las opiniones negativas sobre la diabetes y fomentar la comprensión.
- Empoderar a otros: motivar y ayudar a otras personas que viven con diabetes.

Incluso los esfuerzos menores pueden conducir a cambios significativos.

Conclusión

Vivir con diabetes es un viaje continuo más que un objetivo final. Abarca una serie de desafíos, victorias y oportunidades continuas de crecimiento.

Usted está al mando de su viaje con la diabetes. Al obtener una comprensión más profunda de su condición, tomar decisiones informadas y establecer una red de apoyo sólida, podrá administrar su salud de manera efectiva.

- El conocimiento empodera: cuanto más aprende sobre la diabetes, más capaz se vuelve para manejarla.
- El cuidado personal es crucial: concéntrese en su salud física y mental mediante una dieta nutritiva, ejercicio constante y un manejo eficaz del estrés.
- La promoción es importante: use su voz para impactar las vidas de otras personas que viven con diabetes.

La diabetes puede parecer una montaña rusa, pero no define quién es usted. Desarrollar la resiliencia es esencial para superar los altibajos.

- Acepte las dificultades: vea los desafíos como oportunidades para el desarrollo personal.

- Celebre los logros menores: reconozca sus éxitos, sin importar su tamaño.
- Practique la bondad hacia uno mismo: trátese con compasión y absténgase de la autocrítica.

Con los continuos avances en tecnología e investigación, las perspectivas para el control de la diabetes son brillantes.

- Manténgase actualizado: siga las últimas tendencias en el cuidado de la diabetes.
- Participar en la investigación: Ayude a contribuir a la búsqueda de una cura para la diabetes.
- Motive a otros: comparta sus experiencias para fomentar la esperanza y el apoyo.

Las perspectivas para el control de la diabetes son brillantes y alentadoras. Avances significativos en tecnología e investigación están remodelando nuestro enfoque hacia esta afección.

Imagine un escenario en el que la diabetes ya no sea un desafío diario. Aunque aún no hemos llegado a ese punto, los avances que se están logrando son realmente motivadores.

- Sistemas de páncreas artificiales: estos dispositivos innovadores replican las funciones de un páncreas sano, ajustando automáticamente la administración de insulina en respuesta a las fluctuaciones del azúcar en sangre.

- Monitoreo de glucosa no invasivo: La posibilidad de realizar controles de azúcar en sangre indoloros está en el horizonte, lo que mejora la comodidad del control de la diabetes.
- Curas y prevención: la investigación actual se dedica a descubrir una cura para la diabetes y desarrollar estrategias de prevención efectivas.

Mantenerse al tanto de las últimas novedades es vital. Es similar a ser un detective, en constante búsqueda de nuevos conocimientos y oportunidades.

- Siga fuentes creíbles: manténgase actualizado sobre la investigación y la tecnología de la diabetes a través de organizaciones y publicaciones confiables.
- Participe en ensayos clínicos: considere unirse a ensayos clínicos para ayudar en el avance de nuevos tratamientos.
- Abogar por la financiación de la investigación: apoyar los esfuerzos que fomenten la investigación sobre la diabetes.

A pesar de los desafíos actuales, es importante fomentar una perspectiva esperanzadora. La comunidad diabética sirve como fuente de fortaleza y motivación.

- Conéctese con otros: compartir su viaje con otras personas que viven con diabetes puede ofrecerle aliento y apoyo.

- Celebre el progreso: reconozca sus logros, por menores que parezcan.
- Concéntrate en el presente: saborea los momentos y aprecia los avances que has logrado.

El camino de vivir con diabetes continúa, pero con los avances tecnológicos, una mayor comprensión y una sólida red de apoyo, el futuro está lleno de un gran potencial.

Funciones adicionales

Una semana de plan de alimentación apto para diabéticos

Este plan de alimentación presenta una variedad de opciones sabrosas y saludables diseñadas para ayudarlo a controlar su diabetes de manera efectiva. Asegúrese de modificar el tamaño de las porciones según sus necesidades personales y busque el consejo de un profesional de la salud para obtener recomendaciones personalizadas.

➢ Lunes

Desayuno: avena cubierta con frutos rojos y un puñado de nueces.

Almuerzo: Ensalada de pollo a la plancha con vinagreta del día anterior

Cena: Salmón servido con espárragos asados y quinua.

➢ Martes

Desayuno: yogur griego con capas de miel y granola.

Almuerzo: abundante sopa de lentejas acompañada de pan integral.

Cena: Pollo salteado acompañado de arroz integral.

> Miércoles

Desayuno: Tostada integral untada con aguacate y tomate en rodajas

Almuerzo: Ensalada de salmón con las sobras.

Cena: Wraps de pavo y verduras con tortillas integrales

> Jueves

Desayuno: huevos revueltos servidos con tostadas integrales y espinacas.

Almuerzo: sopa de lentejas restante de principios de semana.

Cena: brochetas de camarones a la parrilla junto con quinua y brócoli al vapor

> Viernes

Desayuno: Avena mezclada con semillas de chía y un toque de miel

Almuerzo: sobras de pollo salteado

Cena: pechuga de pollo al horno con batatas asadas y judías verdes.

> Sábado

Desayuno: Tortilla de verduras con tostadas integrales

Almuerzo: ensalada de camarones a la parrilla sobrantes

Cena: Salmón a la plancha recalentado con espárragos asados y quinua.

> **Domingo**

Desayuno: panqueques integrales cubiertos con almíbar sin azúcar y fruta fresca.

Almuerzo: Pollo salteado restante

Cena: Pollo asado servido con verduras asadas y arroz integral.

Nota:

Este es un plan de alimentación de muestra. No dudes en modificarlo según tus gustos y necesidades dietéticas. Controle siempre el contenido de carbohidratos de los ingredientes seleccionados y ajuste su insulina o medicamento según sea necesario.

Recordar:

- Incluya una variedad de vegetales sin almidón en sus comidas.
- Seleccione opciones de proteínas magras.
- Prefiere los cereales integrales a los carbohidratos refinados.
- Minimiza los azúcares añadidos y las grasas no saludables.
- Manténgase bien hidratado bebiendo mucha agua.

Programa de ejercicio semanal: rutinas personalizadas

Consulte siempre a su proveedor de atención médica antes de embarcarse en un nuevo régimen de ejercicios.

> ➢ **Nivel principiante**

Lunes: caminata rápida de 30 minutos

Martes: 20-30 minutos de entrenamiento de fuerza con el peso corporal.

Miércoles: Día de descanso o sesión de yoga.

Jueves: caminata rápida de 30 minutos

Viernes: 20-30 minutos de entrenamiento de fuerza con el peso corporal.

Fin de semana: participe en actividades de recuperación activa como senderismo, jardinería o un paseo informal en bicicleta.

> ➢ **Nivel Intermedio**

Lunes: caminata rápida o trote de 30 minutos

Martes: 30 minutos de entrenamiento de fuerza con pesas ligeras o bandas de resistencia.

Miércoles: Día de descanso o sesión de yoga.

Jueves: 30 minutos de natación o aeróbic acuático.

Viernes: 30 minutos de entrenamiento de fuerza con pesas ligeras o bandas de resistencia

Fin de semana: recuperación activa mediante caminatas, ciclismo o baile.

> **Nivel avanzado**

Lunes: 30 minutos de entrenamiento interválico (mezclando alta y baja intensidad)

Martes: 45 minutos de entrenamiento de fuerza con pesas más pesadas.

Miércoles: Día de descanso o sesión de yoga.

Jueves: 45 minutos de bicicleta o natación.

Viernes: 45 minutos de entrenamiento de fuerza con pesas más pesadas.

Fin de semana: recuperación activa o actividades de resistencia prolongada como caminar, andar en bicicleta o correr

Recordatorios importantes:

- Incluye siempre un calentamiento (cardio ligero y estiramientos dinámicos) y un enfriamiento (estiramientos estáticos) en tus entrenamientos.
- Presta atención a tu cuerpo y modifica la intensidad y duración según sea necesario.
- Cambia tus entrenamientos para mantener el interés y evitar estancamientos.

- Trate de realizar un mínimo de 150 minutos de ejercicio de intensidad moderada o 75 minutos de ejercicio de intensidad vigorosa por semana.

Sugerencias adicionales:

- Asóciate con un compañero de entrenamiento para motivarte.
- Mantenga un registro de sus entrenamientos para seguir su progreso.
- Integre el entrenamiento de fuerza en su rutina para potenciar el crecimiento muscular y mejorar la sensibilidad a la insulina.
- Haga de la actividad física una parte agradable e integral de su estilo de vida.

Este plan de entrenamiento sirve como guía. No dudes en modificarlo según tu nivel de condición física, preferencias y tiempo disponible. El objetivo es establecer una rutina que le resulte agradable y sostenible.

Recursos en línea

Imagine tener un asistente dedicado a la diabetes disponible para usted. Ésta es la increíble ventaja de utilizar recursos en línea.

Internet sirve como un extenso depósito de información relacionada con la diabetes. Desde organizaciones de salud establecidas hasta blogs individuales, hay una gran cantidad de información a su disposición.

- Fuentes confiables: los sitios web de organizaciones respetadas como la Asociación Estadounidense de Diabetes y la Fundación para la Investigación de la Diabetes Juvenil brindan información confiable y actualizada.
- Publicaciones de investigación: Manténgase al tanto de los últimos avances en investigación y alternativas de tratamiento.
- Grupos de apoyo en línea: interactúe con otras personas que controlan la diabetes para recibir aliento y orientación.

Herramientas para una gestión eficaz

Existen innumerables herramientas en línea diseñadas para ayudar a controlar la diabetes de forma eficaz.

Aplicaciones de control de glucosa en sangre: realice un seguimiento de sus niveles de azúcar en sangre y reconozca tendencias.

Aplicaciones de planificación de comidas: desarrolle planes de alimentación personalizados y controle su ingesta dietética.

Rastreadores de actividad física: controle su actividad física y establezca objetivos de actividad física.

Recordatorios de medicación: garantice el cumplimiento oportuno de la medicación.

Gestión de citas: organice sus citas de atención médica sin problemas.

Crear una red de apoyo en línea

Conectarse con personas que comparten sus experiencias puede ser profundamente edificante.

Comunidades de redes sociales: únase a grupos centrados en la diabetes para intercambiar historias y apoyarse mutuamente.

Foros de discusión en línea: participe en conversaciones y busque asesoramiento.

Blogs centrados en la diabetes: siga a escritores que comparten sus trayectorias y perspectivas personales.

Salvaguardando su privacidad

Si bien el panorama en línea presenta numerosas ventajas, es fundamental mantener su privacidad.

- Tenga cuidado al compartir datos personales: absténgase de revelar información médica confidencial.
- Utilice contraseñas seguras: proteja sus cuentas en línea con contraseñas seguras.

- Manténgase alerta contra las estafas: tenga cuidado con los sitios web u ofertas engañosas.

Aunque Internet es rico en información, sigue siendo vital consultar a su proveedor de atención médica para obtener asesoramiento personalizado.

www.ingramcontent.com/pod-product-compliance
Lightning Source LLC
Chambersburg PA
CBHW050318230526
45471CB00005B/2239